BEI GRIN MACHT SICH IHR WISSEN BEZAHLT

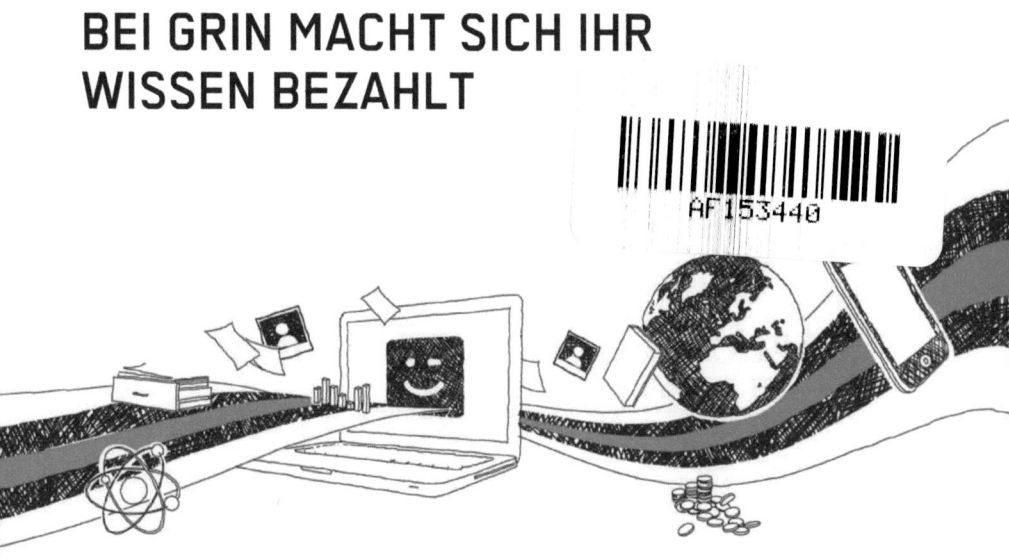

AF153440

- Wir veröffentlichen Ihre Hausarbeit, Bachelor- und Masterarbeit

- Ihr eigenes eBook und Buch - weltweit in allen wichtigen Shops

- Verdienen Sie an jedem Verkauf

Jetzt bei www.GRIN.com hochladen und kostenlos publizieren

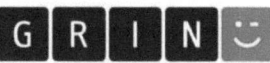

Das Medizinische Versorgungszentrum als Nachfolger der Poliklinik – Modell der Zukunft in der integrierten Versorgung?

Susann Lehniger

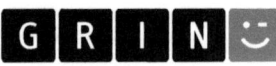

Bibliografische Information der Deutschen Nationalbibliothek:

Die Deutsche Nationalbibliothek verzeichnet diese Publikation in der
Deutschen Nationalbibliografie; detaillierte bibliografische Daten sind
im Internet über http://dnb.d-nb.de abrufbar.

ISBN: 9783346500069
Dieses Buch ist auch als E-Book erhältlich.

Druck und Bindung: Books on Demand GmbH, Norderstedt Germany
Gedruckt auf säurefreiem Papier aus verantwortungsvollen Quellen

Das vorliegende Werk wurde sorgfältig erarbeitet. Dennoch
übernehmen Autoren und Verlag für die Richtigkeit von Angaben,
Hinweisen, Links und Ratschlägen sowie eventuelle Druckfehler keine
Haftung.

Das Buch bei GRIN: https://www.grin.com/document/1132218

MBA Integriertes Versorgungsmanagement
Universität Potsdam

Hausarbeit zum Thema

Das Medizinische Versorgungszentrum als Nachfolger der Poliklinik –
Modell der Zukunft in der integrierten Versorgung?

Eingereicht von:
Susann Lehniger

Berlin, 17.11.2020

Inhalt

Abkürzungsverzeichnis

BRD	Bundesrepublik Deutschland
BMVZ	Bundesverband Medizinische Versorgungszentren-Gesundheitszentren-Integrierte Versorgung e.V.
DDR	Deutsche Demokratische Republik
GKV	Gesetzliche Krankenversicherung
KBV	Kassenärztliche Bundesvereinigung
KZBV	Kassenzahnärztliche Bundesvereinigung
MVZ	Medizinisches Versorgungszentrum
SGB	Sozialgesetzbuch
SPD	Sozialdemokratische Partei Deutschlands
TSVG	Terminservice- und Versorgungsgesetz vom 11.5.2019

Zur besseren Lesbarkeit wird in der vorliegenden Hausarbeit auf die gleichzeitige Verwendung männlicher und weiblicher Sprachformen verzichtet. Es wird das generische Maskulinum verwendet, wobei beide Geschlechter gleichermaßen gemeint sind.

1 Einleitung

Im Zuge der Wiedervereinigung Deutschlands wurden neben Wirtschaftsbetrieben der ehemaligen DDR auch Gesundheitseinrichtungen abgewickelt. Die Frage nach deren Funktionalität wurde nicht gestellt bzw. nicht wirklich diskutiert. Dr. Regine Hildebrandt, ehemalige Brandenburger Gesundheits- und Sozialministerin, schrieb dazu:

„Zweifellos haben wir mehr gewollt, und die Argumente für diese im ambulanten System der Bundesrepublik neuen Einrichtungen sind nach wie vor stichhaltig. [...] wir leben im Moment nicht gerade in reformfreudigen Zeiten, und auch die niedergelassenen Ärzte [...] haben im Moment andere Sorgen, als jetzt erneut darüber nachzudenken, ob es nicht anders als in der Einzelpraxis besser ginge. Wir überlassen das ohne Sorge der zukünftigen Diskussion. Die wirklichen und akuten Probleme werden uns in dieser Frage wieder zusammenführen" (Schräder und Jacobs 1997).

Nachdem zunächst alle Versuche, die Idee der Poliklinik in das vereinigte Deutschland hinüber zu retten, auf politischer Ebene bekämpft wurden, hat im Gesundheitswesen inzwischen ein Wandel stattgefunden. Nur 15 Jahre später gab es in ganz Deutschland bereits mehr als 1500 poliklinisch aufgestellte Medizinische Versorgungszentren. Davon waren zu diesem Zeitpunkt drei Viertel in den alten Bundesländern oder im Westen Berlins tätig (vgl. Müller und Köppl 2010).

Vor dem Hintergrund steigender Kosten im Gesundheitssystem, zunehmender Spezialisierung in der Medizin und dem demografischen Wandel werden neue Versorgungsmodelle diskutiert, insbesondere im Hinblick auf eine integrierte Versorgung.

Die vorliegende Hausarbeit beleuchtet die Rolle des Medizinischen Versorgungszentrums (MVZ) im Rahmen der integrierten Versorgung im deutschen Gesundheitssystem und geht der Frage nach, ob das MVZ ein tragfähiges Modell für die Zukunft ist. Da die

Idee des MVZ historisch gewachsen ist, soll in einem kurzen Abriss zunächst die Entstehungsgeschichte von der Gründung der ersten Poliklinik bis hin zum heutigen MVZ dargestellt werden. Anschließend wird ein kurzer Überblick über den Entwicklungstrend der MVZ in den vergangenen Jahren gegeben. Nachfolgend werden sowohl wichtige Vorteile des MVZ gegenüber niedergelassenen Einzelpraxen herausgearbeitet, als auch diverse Kritikpunkte, die mit den Rahmenbedingungen und Strukturen der MVZ in Zusammenhang stehen, dargelegt.

2 Die historische Entwicklung der Polikliniken

2.1 Die Jahre 1810 bis 1934

Ursprünglich waren Polikliniken kommunale oder private Krankenhäuser mit Spezialisierung auf einige wenige Krankheiten oder auf eine Fachrichtung. Darauf beruhend geht der Wortstamm des Wortes Poliklinik auf griechisch *polis* (Stadt) und griechisch *kline* (Bett) zurück. Poliklinik steht also für *Städtisches Krankenhaus*. Es ist somit aus der Historie heraus falsch, Polikliniken mittels der Ableitung der griechischen Vorsilbe *poly* als *Mehrfachklinik* zu übersetzen (vgl. Müller und Köppl 2010).

Einrichtungen mit Spezialisierung auf nur eine Krankheit oder auf eine Fachrichtung gab es bereits im 19. Jahrhundert in Österreich, Deutschland, England und Russland. Die älteste solcher Einrichtungen wurde bereits im Jahre 1733 im sächsischen Halle gegründet. Nach der Gründung der Berliner Universität 1810 wurde Christoph Hufeland erster Dekan der Medizinischen Fakultät und Professor am Lehrstuhl für Spezielle Pathologie und Therapie. Da die Situation der Armen Hufeland zeit seines Lebens am Herzen lag, richtete er 1810 die erste Poliklinik für unbemittelte Kranke in Berlin ein, eine Lehranstalt für den praktischen Unterricht (vgl. Peter Smith 2012). Die Behandlung in solchen Polikliniken war jedoch immer an die Verpflichtung der Patienten gebunden, sich zu medizinischen Demonstrationszwecken für die studentische Ausbildung zu Verfügung zu stellen (vgl. Müller und Köppl 2010). In Zeiten der Weimarer Republik stritten Ärzte und Krankenkasse in ganz Deutschland über die Höhe des ärztlichen Honorars. Die Berliner Ärzte stellten die Versorgung der Versicherten auf Krankenschein ein und verlangten für jede Behandlung eine Barzahlung. Zu dieser Zeit hatten die Krankenkassen die Aufgabe, die geregelte ambulante Versorgung sicherzustellen. Deswegen errichteten sie als Reaktion auf den Ärztestreik mittels der Versichertengelder eigene Behandlungsstätten, in denen bei den Kassen angestellte Ärzte tätig waren. Diese Einrichtungen wurden Ambulatorien genannt. Ziel war die Aufrechterhaltung einer kostenfreien Behandlung für die Versicherten auch während des Ärztestreiks in Verbindung mit der Idee einer poliklinischen Versorgung. Hauptsächlich sollte damit die soziale Lage der Arbeiterfamilien verbessert werden. Im Gegensatz zur Mehrheit der Ärzte, welche die Ambulatorien regelrecht bekämpften, fand die poliklinische Versorgung in der Weimarer Sozialdemokratie großen politischen Rückhalt. In der Folge konnten sich die Ambulatorien in ganz Berlin etablieren und wurden vor allem von den Arbeitern überaus dankbar in Anspruch genommen. 1924 kam es zu einem Kompromiss in den Honorarverhandlungen mit den Ärzten. Trotzdem wurden die Ambulatorien nicht geschlossen, sondern vom Kassenverband weiter ausgebaut und gleichzeitig für die Versorgung mitversicherter Angehöriger rege genutzt. Leider setzte sich 1928 im Ambulatorienstreit die Ärzteschaft juristisch durch und der Betrieb der Ambulatorien wurde zunehmend eingeschränkt. 1934 sorgten die Nationalsozialisten für die völlige Einstellung der Arbeit der Ambulatorien (vgl. Müller und Köppl 2010).

2.2 Die Nachkriegszeit

Die in Kapitel 2.1 genannten Ereignisse haben nach dem Krieg in beiden Teilen Deutschlands auf unterschiedliche Art und Weise nachgewirkt.

Die Kassenärztlichen Vereinigungen, die 1931 per Notverordnung ins Leben gerufen wurden und in denen alle ambulant tätigen Vertragsärzte zwangsweise organisiert waren, wurden in der BRD übernommen. Als Gegenleistung für den Verzicht aufs Ärztestreiks, wie in den Jahren 1923/1924, übergab man diesen Kassenärztlichen Vereinigungen mit dem Kassenarztgesetz von 1955 den Sicherstellungsauftrag für die geregelte ambulante Versorgung. Dieser lag bis dahin in der Hand der Krankenkassen. Das heißt, die Krankenkassen waren zwar Leistungszahler, aber hatten seit dieser Zeit keinen Einfluss mehr auf die Gestaltung der ärztlichen Versorgung. Aufgrund dessen und auch auf Grund der Erfahrungen in der Vergangenheit gelang es in der Bundesrepublik nicht, Alternativen zum einzelnen und in der eigenen Praxis selbständig tätigen Arzt durchzusetzen. Die Zeit der Weimarer Ambulatorien hatte bei den Ärzten deutlich negative Spuren hinterlassen. Ambulatorien und Polikliniken wurden – besonders mit Blick auf die Entwicklung in der DDR - als sozialistische Versorgungsstruktur interpretiert und abgelehnt (vgl. Müller und Köppl 2010).

Mit Befehl der Militäradministratur vom 11.12.1947 wurden in der sowjetischen Besatzungszone die Errichtung von Ambulanzen und Polikliniken zur Sicherstellung der ärztlichen Versorgung der deutschen Bevölkerung (vgl. SMAD-Befehl 1947) angeordnet. Wegen der vermehrten Abwanderung der Ärzteschaft in den westlichen Teil Deutschlands, reichte die Anzahl der Ärzte und der Bestand der medizinischen Ausrüstung jedoch nicht aus, um eine ausreichende flächendeckende Versorgung der Bevölkerung in der sowjetischen Besatzungszone mittels kleiner einzelner Praxen gewährleisten zu können. Deshalb wurden vor diesem Hintergrund - unabhängig von o.g. SMAD-Befehl - aus rein ökonomischen Gründen durch örtliche Initiativen bereits Polikliniken gegründet (vgl. Müller und Köppl 2010).

2.3 Die Polikliniken in der DDR

Bis zum Jahre 1950 etablierten sich auf dem Gebiet der DDR 759 Ambulatorien, die jedoch meist mit nur zwei bis drei Ärzten besetzt waren. Dem gegenüber praktizierten noch 11.700 Haus-, Fach- und Zahnärzte frei. Grundsätzlich war die freiberufliche Niederlassung von Ärzten nicht verboten, jedoch war es bürokratisch so geregelt, dass sich keine neuen Ärzte niederlassen konnten. Dies führte zu einer Verringerung der Anzahl privater Arztpraxen, die vor allem in den 70er und 80er Jahren durch die Einrichtung von Ambulatorien und Polikliniken kompensiert wurde. Bis 1989 hatte sich die Anzahl der frei praktizierenden Ärzte und Zahnärzte auf 788 reduziert. Die Zahl der in Polikliniken, Ambulatorien und staatlichen Arztpraxen angestellten Ärzte belief sich hingegen auf 33.000 (vgl. Müller und Köppl 2010).

In der DDR unterschied man die medizinischen Einrichtungen nach ihrer Größe. Kleinere Einrichtungen wurden Ambulatorium genannt, als Poliklinik galten Zentren mit mindestens sieben Fachrichtungen und einer diagnostischen Abteilung. Es gab sowohl die Möglichkeit, dass große Polikliniken an Krankenhäuser angebunden waren, als auch die Möglichkeit, dass Polikliniken in Großstädten und großen Betrieben selbständig arbeiteten. Letztere waren jedoch nicht zwingend an einem Ort konzentriert, sondern fassten mehrere dezentral gelegene Arztstellen als organisatorische Einheit der Poliklinik zusammen. Dies resultierte aus der durch Mangelwirtschaft bedingten Notwendigkeit, sich mit den baulichen und räumlichen Gegebenheiten zu arrangieren. In Berlin und in den Bezirkshauptstädten hingegen wurden neue Großpolikliniken gebaut, teilweise mit bis zu 54 Arztpraxen unter einem Dach. Dies hatte den Vorteil, dass die Ärzte im Zweischicht-System arbeiten konnten und so die Versorgung in den Ballungsgebieten rund um die Uhr gesichert war. Als Besonderheit der Ambulatorien und Polikliniken sei an dieser Stelle zu erwähnen, dass deren Aufgabe nicht nur die Behandlung kranker Menschen umfasste, sondern darüber hinaus auch Aufgaben der Prävention und Nachsorge erfüllte. In enger Zusammenarbeit mit den voll integrierten nichtärztlichen Einrichtungen kümmerten sie sich um Gesundheitsvorsorge, Diagnostik, Therapie und Rehabilitation. Sie führten neben den kurativen Aufgaben auch die betriebsärztliche Betreuung, die Prophylaxe allgemeiner und chronischer Krankheiten, den Kinder- und Jugendgesundheitsschutz und die Familienberatung durch (vgl. Müller und Köppl 2010).

2.4 In den Jahren 1988/1989

Im Jahre 1988/89 wurde die medizinische ambulante Versorgung der DDR-Bevölkerung zu 56 % durch Polikliniken erbracht. Nur zu ca. 1,5 % lag sie in den Händen privat tätiger Ärzte (vgl. Müller und Köppl 2010).

In der BRD erfolgte die ambulante Versorgung zur selben Zeit von ca. 69.900 privat niedergelassenen Ärzten. Von diesen waren ca. 80 % in Einzelniederlassung und der Rest zu zweit oder zu dritt in Gemeinschaftspraxen tätig. Zwar wurde 1988 das Gesetz zur Strukturreform im Gesundheitswesen als erste umfassende Gesundheitsreform seit 1949 beschlossen. Trotzdem waren sich die Regierungsparteien einig darüber, dass zusätzliche Reformen notwendig waren, um das Gesundheitswesen bezahlbar zu erhalten. So hatte die eingesetzte Bundestagskommission zur Strukturreform der Krankenversicherung als Lösung vorgeschlagen, mit fachübergreifenden Gemeinschaftspraxen und Gesundheitszentren Organisationsformen zu bevorzugen, die die Nachteile der Einzelpraxis überwinden (vgl. BMVZ e.V. 2020b).

1990 entwickelte die bis dahin schrittweise geplante Annäherung Ost- und Westdeutschlands eine Eigendynamik insofern, dass man stattdessen zu einer schnellen Vereinigung überging. Obwohl die Krankenversicherung in der BRD eben noch als reformbedürftig bezeichnet wurde, galt sie nun plötzlich als bewährt. Sämtliche Versuche, eine Synthese der Gesundheitssysteme beider Länder zu erreichen, scheiterten, und es wurde die vollständige Übertragung des vorher noch offen kritisierten Gesundheitswesens der BRD auf die DDR beschlossen. Der Einigungsvertrag vom 31.8.1990 sah eine schnelle Übernahme des westdeutschen Gesundheitssystems vor. Jedoch konnte man die gegebenen Verhältnisse der medizinischen Versorgung in den neuen Bundesländern nicht völlig außer Acht lassen. Deshalb wurden Polikliniken und Ambulatorien für eine Übergangszeit zugelassen. In § 311 des SGB V wurde ihnen ein Bestandsschutz bis 1995 gewährt. Gleichzeitig war jedoch im Einigungsvertrag die Abwicklung sämtlicher poliklinischer Einrichtungen innerhalb dieser fünf Jahre vorgesehen, um die Ärzte in den neuen Bundesländern zur privaten Niederlassung zu bewegen (vgl. Müller und Köppl 2010).

Ungeachtet des Einigungsvertrages herrschte in den neuen Bundesländern zunehmende Verunsicherung des Personals in den ärztlichen Einrichtungen. Niemand konnte das weitere Fortbestehen und die zukünftige Entwicklung von Polikliniken und Ambulatorien voraussagen. Es bestand infolge der spezifischen Altlasten der DDR sowohl dringender Sanierungsbedarf der Gebäude als auch hoher Investitionsbedarf in der Medizintechnik. So kam es bereits im Herbst 1990 zu einer großen Kündigungswelle bei Ärzten und mittlerem medizinischen Personal. Diese gründeten entweder eigene Niederlassungen oder wanderten in die alten Bundesländer ab. Infolgedessen waren bereits im November 1990 70 % aller ambulanten Einrichtungen in den neuen Bundesländern geschlossen. Einen wesentlichen Beitrag zu diesem plötzlichen Umschwung leisteten die deutschen Ärzte-verbände, die seit Frühjahr 1990 ganz aktiv Niederlassungsberatung in den neuen Bun-desländern betrieben, mit der Argumentation, dass den Polikliniken letztendlich das Aus bevorstünde. 1991 erklärte nun auch das Bundesgesundheitsministerium ganz im Inte-resse der Ärzteverbände, dass Polikliniken über 1995 keinen Bestand haben und Auslauf-modelle seien (vgl. Müller und Köppl 2010). So lautet die Aussage des damaligen Staats-sekretärs im Bundesgesundheitsministerium Horst Seehofer im Februar 1991:

„Polikliniken sind Auslaufmodelle [...] Sie werden spätestens 1995 nicht mehr vorhanden sein. Leitbild auch in den neuen Bundesländern ist der frei praktizierende, niedergelassene Arzt. Die hohe Qualität unseres Gesundheits-wesens resultiert aus seiner freiheitlichen und pluralistischen Organisation. Das müssen wir bewahren" (Müller und Köppl 2010).

2.5 Ein Rettungsanker für die Polikliniken

Infolge der permanenten Rechtsunsicherheit, finanzieller Schwierigkeiten und der damit verbundenen Entsolidarisierung der Mitarbeiter kam es in den Folgemonaten zu weiteren Niederlassungen. Ende 1992 waren 94 % aller zuvor auf dem Gebiet der DDR ambulant tätigen Mitarbeiter in die private Niederlassung gewechselt. In Ostberlin und Branden-burg waren die Niederlassungsquoten niedriger als im übrigen Gebiet der neuen Bundes-länder. Dies lag an einer gegensteuernden Politik auf Landesebene, die sich ausdrücklich für den Erhalt der Polikliniken einsetzte, und die Polikliniken als zukunftsträchtige Mo-delle nicht der Abwicklung preisgeben wollte (vgl. Müller und Köppl 2010). So hatte die brandenburgische Regierung unter Manfred Stolpe im Dezember 1990 Maßnahmen zum Erhalt der Polikliniken angekündigt:

"Gesundheitsvorsorge hat für uns Vorrang. Um dieses Ziel zu erreichen, ar-beitet die Landesregierung eng mit den Krankenkassen und der Ärzteschaft zusammen. Niedergelassene Ärzte machen unsere medizinische Versorgung

bürgernäher und leistungsfähiger. Polikliniken und Einrichtungen des Be-
triebsgesundheitswesens sind aber für die medizinische Grundversorgung in
Brandenburg unverzichtbar. Sie sind finanzierbar und brauchen eine faire
Chance im Wettbewerb mit niedergelassenen Ärzten. Wir werden sie bei der
organisatorischen und finanziellen Umstrukturierung eingehend beraten und
unterstützen. Dafür steht im Ministerium für Arbeit, Soziales, Gesundheit und
Frauen ein qualifiziertes Beraterteam zur Verfügung" (BMVZ e.V. 2020b).

Vor allem die von 1990 bis 1999 amtierende Brandenburger Gesundheits- und Sozialministerin Dr. Regine Hildebrandt setzte sich unbeirrbar für eine Weiterzulassung der Polikliniken ein. Sie weigerte sich vehement, die DDR-Polikliniken preiszugeben, nur weil
deren Modell im System der BRD bisher nicht vorkam (vgl. Müller und Köppl 2010). Sie
erreichte gemeinsam mit der Bundes-SPD im Jahre 1992 während der Konsensverhandlungen über die erste gesamtdeutsche Gesundheitsreform, dass den bis dahin noch beste-
henden Polikliniken per Gesetz auf unbegrenzte Zeit die Zulassung zur ambulanten Versorgung gewährt wurde. In dem am 1.1.1993 in Kraft getretenem Gesundheitsstrukturge-
setz wurde dies verankert. Die brandenburgische Landesregierung bekannte sich dazu,
dass sie Polikliniken für unverzichtbar hält, und diese eine faire Chance im Wettbewerb
mit den niedergelassenen Ärzten bräuchten. Mit der Gründung des Beratungsdienstes Gesundheitszentren Brandenburg 1991 setzte eine aktive Unterstützung der Polikliniken beim Umstrukturierungsprozess ein. Da der Auflösungsprozess der Polikliniken bereits spürbar fortgeschritten war, war nun das Ziel, Polikliniken innerhalb eines geordne-
ten Wandels durch Gesundheitszentren zu ersetzen. Dafür wurde das Brandenburger Modell entwickelt (vgl. BMVZ e.V. 2020b).

3 Von der Poliklinik zum Gesundheitszentrum – das Brandenburger Modell

Der wichtigste Aspekt des sogenannten Brandenburger Modells ist der, dass die Polikliniken aus den allgemeinen kommunalen Haushalten herausgelöst wurden. Die Anstellungsverhältnisse der Ärzte wurden auf eine Medizinische Einrichtungs- GmbH übertragen. Diese konnte auch Dienstleistungspersonal im Heil- oder Hilfsmittelbereich beschäftigen. Um Grundstücks- und Immobilienfragen kümmerte sich eine Gesundheitszentrumsgesellschaft. Auf diese Weise sollte sowohl ein Miteinander freier und angestellter Ärzte, als auch zusätzliche Angebote durch Optiker, Physiotherapeuten, Sozial- und Pflegedienste möglich sein. Diese besondere Beschäftigungsmischform ließ das Brandenburger Modell später zum Vorbild der Idee des Medizinischen Versorgungszentrums werden. 19 Gesundheitszentren an 34 Standorten konnten so gerettet werden. Ende 1993 stabilisierte sich die personelle und finanzielle Lage der Gesundheitszentren derart, dass sie als zukunftsorientiert galten (vgl. Müller und Köppl 2010).

4 Vom Gesundheitszentrum zum Medizinischen Versorgungszentrum

Die gesetzliche Grundlage für die integrierte Versorgung wurde erstmals im Jahre 2000 geschaffen. Mit ihrer Einführung sollten sektorenübergreifende Versorgungsformen im Gesundheitssystem geschaffen werden, um eine stärkere Vernetzung der verschiedenen Fachdisziplinen und Sektoren, wie Hausärzte, Fachärzte, Krankenhäuser zu erreichen. Damit sollten sowohl die Qualität der Patientenversorgung verbessert als auch die Gesundheitskosten gesenkt werden (vgl. wikipedia 2020).

Die Entwicklung hin zur integrierten Versorgung resultiert aus dem demografischen Wandel und dem damit einhergehenden veränderten Krankheitsspektrum der Patienten mit chronischen Erkrankungen und Multimorbidität. Ziel der integrierten Versorgung ist es, mittels verschiedener Instrumente eine bessere Verzahnung der Leistungsbereiche der Gesundheitsversorgung zu ermöglichen. Dabei soll Wirtschaftlichkeit und Qualität so

miteinander vereint werden, dass im Behandlungsprozess jederzeit der Patient im Mittel-
punkt steht (vgl. Prof. Dr. Volker Eric Amelung 2018).

In der Praxis zeigte dieser Reformversuch jedoch kaum Wirkung. Vor diesem Hintergrund erklärte die damalige Bundesgesundheitsministerin Ulla Schmidt im Bundestags-
wahlkampf 2002 den Ausbau des poliklinischen Prinzips nach Brandenburger Vorbild
zum Kernkonzept der ambulanten Versorgungsform. Ziel war es, eine gute Versorgung
aus einer Hand zu erreichen und den Ärzten eine neue Art von Beschäftigungsverhältnis-
sen zu ermöglichen. Laut dem rot-grünen Reformkonzept sollte der Sicherstellungsauftrag für die ambulante Versorgung geteilt werden in einen fachärztlichen und einen
grundversorgenden Bereich. Diese Idee wurde innerhalb der Konsensverhandlungen ent-
schieden abgelehnt. Jedoch fand das Gesundheitszentrum als Rudiment des rot-grünen
Reformkonzeptes unter anderem Namen Berücksichtigung und wurde in den parteiüber-
greifenden Gesetzentwurf von 2003 aufgenommen. Ab dem 1. Januar 2004 war die Einrichtung poliklinischer Gesundheitszentren bundesweit unter dem Namen *Medizinisches
Versorgungszentrum* möglich. Damit war der Weg und die Entwicklung der wenigen, zu
diesem Zeitpunkt noch existierenden Polikliniken vom Auslaufmodell, wie Horst
Seehofer noch 1995 betonte, hin zum Modell der Zukunft frei (vgl. Müller und Köppl
2010).

5   Das Medizinische Versorgungszentrum

5.1   Begriffsdefinition

Laut Bundesministerium für Gesundheit sind Medizinische Versorgungszentren

> "... rechtlich verselbständigte Versorgungseinrichtungen, in denen mehrere
> Ärztinnen   bzw.   Ärzte   unter   einem   Dach   zusammenarbeiten"
> (Bundesministerium für Gesundheit 2020).

Gegründet werden können sie von zugelassenen Ärztinnen und Ärzten, zugelassenen
Krankenhäusern, von Erbringern nichtärztlicher Dialyseleistungen, gemeinnützigen Trägern und anerkannten Praxisnetzen. Auch Kommunen dürfen ein MVZ gründen, um aktiv

die Versorgung in der Region zu verbessern. Die Leitung eines MVZ obliegt einem Arzt, der in dem MVZ selbst tätig und in medizinischen Fragen weisungsfrei ist. Es ist möglich, ein MVZ sowohl fachübergreifend als auch als arztgruppengleich zu betreiben. Also sind sowohl reine Hausarzt-MVZ als auch spezialisierte facharztgruppengleiche MVZ möglich. MVZ bieten darüber hinaus die Möglichkeit der umfassenden Versorgung aus einer Hand (vgl. Bundesministerium für Gesundheit 2020).

5.2 Entwicklung der MVZ in den Jahren 2009 bis 2018

Bezogen auf die Gesundheitsausgaben wurde im Jahre 2018 mit 193.858 Millionen Euro der größte Anteil der Gesamtausgaben des deutschen Gesundheitswesens für die Versorgung in ambulanten Einrichtungen aufgebracht (Statistisches Bundesamt 2020). Die Kosten der ambulanten Gesundheitsversorgung sind über die Jahre kontinuierlich gestiegen, von 2017 auf 2018 um 4 % (vgl. Statistisches Bundesamt 2020).

Ein entscheidender Treiber für den Trend zur Ambulantisierung in der medizinischen Versorgung ist der medizinische Fortschritt. Erst dieser ermöglicht es, in immer schonenderen Behandlungsverfahren, den Aufwand, die Nebenwirkungen und Risiken soweit zu reduzieren, dass ein stationärer Aufenthalt für viele Patienten nicht mehr erforderlich ist Der Trend in der ambulanten Versorgung geht eindeutig weg von der Einzelpraxis hin zur Versorgung in MVZ. (vgl. Polavis GmbH 2018). Die Anzahl der MVZ in Deutschland ist seit 2009 kontinuierlich gestiegen, wie die folgende Grafik zeigt.

Anzahl MVZ, alle MVZ, 2018

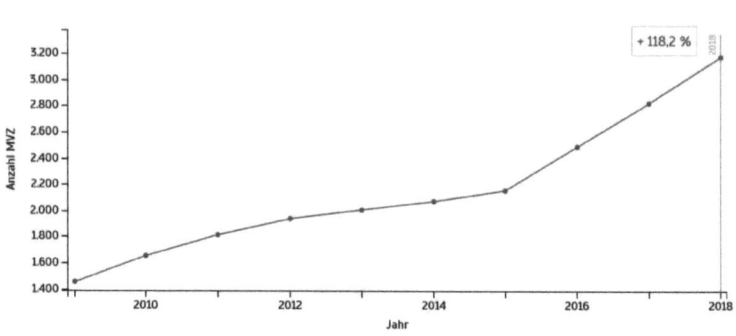

So gab es im Jahre 2017 ca. 2800, Ende 2018 bereits fast 3.200 Medizinische Versorgungszentren. Damit stieg die Gesamtzahl der MVZs von 2017 auf 2018 um 13 %. Insgesamt sind in Deutschland fast 20.000 Ärzte in MVZs tätig. Davon sind 8 % Vertragsärzte und 92 % angestellt. Am häufigsten vertreten sind Hausärzte, fachärztliche Internisten und Chirurgen (vgl. Kassenärztliche Bundesvereinigung 2020). Der besonders starke Zuwachs an MVZ seit 2016 ist mit dem GKV-Versorgungsstärkungsgesetz zu erklären, auf Grund dessen nun auch fachgleiche Ärzte gemeinsam ein MVZ gründen dürfen. Bis dahin mussten mindestens zwei verschiedene Arztgruppen in einem MVZ tätig sein (vgl. Kassenärztliche Bundesvereinigung 2020). MVZ entwickeln sich also zusehends zu einem zentralen Bestandteil in der Gesundheitsversorgung (vgl. Polavis GmbH 2015).

Seit der Gesundheitsreform 2003 haben auch Krankenhäuser die Möglichkeit, Patienten in Medizinischen Versorgungszentren ambulant zu behandeln (vgl. Diakoniewerk Martha-Maria Nürnberg 2019). Meist wird ein breites Leistungsspektrum angeboten. Neben dem vielfältigen fachmedizinischen Angebot profitieren die Patienten vor allem von den kurzen Wegen und der interdisziplinären Zusammenarbeit der Ärzte. Da im Idealfall das MVZ direkt am Krankenhaus angegliedert ist, sind auch die Ambulanzärzte im Krankenhaus tätig, so dass eine optimale Behandlung der Patienten ambulant und stationär geboten werden kann (vgl. Diakoniewerk Martha-Maria Nürnberg 2019). Diese enge Verbindung ermöglicht so eine Verzahnung der Leistungserbringung in einem gemeinsamen Prozessablauf (vgl. Polavis GmbH 2015). Die folgende Grafik verdeutlicht, dass in den letzten Jahren die Anzahl der in Trägerschaft von Krankenhäusern befindlichen MVZ deutlich gestiegen ist.

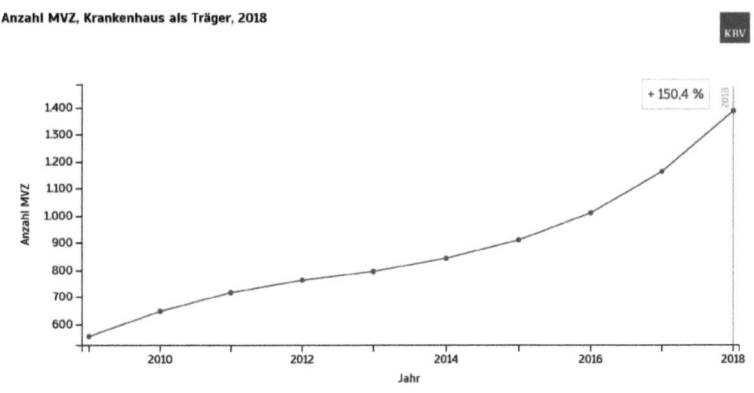

Anzahl MVZ, Krankenhaus als Träger, 2018

Quelle: Medizinische Versorgungszentren: Statistische Informationen, KBV

Im Jahre 2018 lag die Zahl der MVZ in Trägerschaft von Krankenhäusern über der von MVZ in Trägerschaft von Vertragsärzten und sonstigen Trägern. In den Jahren zuvor waren Vertragsärzte häufiger als Krankenhäuser als Träger aufgetreten (vgl. Kassenärztliche Bundesvereinigung 2020).

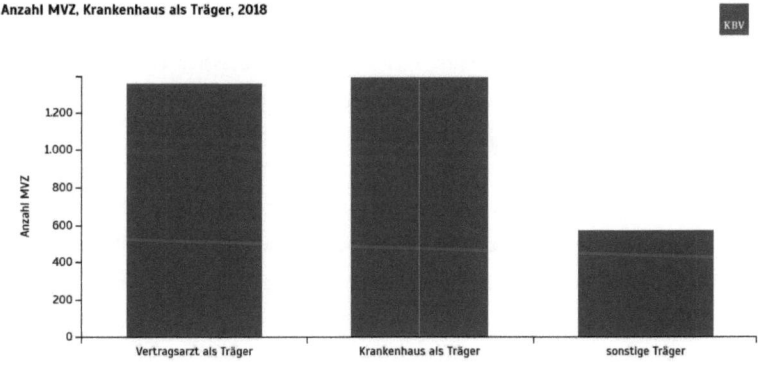

Anzahl MVZ, Krankenhaus als Träger, 2018

Quelle: Medizinische Versorgungszentren: Statistische Informationen, KBV

16

5.3 Vorteile eines MVZ

Die Gründung eines MVZ bietet viele Vorteile. Einerseits bietet es eine gute Möglichkeit für Ärzte und Krankenhäuser, dem steigenden finanziellen Kostendruck entsprechend zu begegnen. Außerdem soll die eigene Marktposition im Wettbewerb gehalten bzw. verbessert werden. Gegenüber Einzelpraxen, von denen 58% der Praxen in Deutschland derzeit in dieser Form organisiert sind, bietet das MVZ entscheidende Vorteile (vgl. Kassenärztliche Bundesvereinigung 2020). Die wichtigsten werden im Folgenden aufgezeigt.

5.3.1 Interdisziplinäre Zusammenarbeit

In einem MVZ können Ärzte zum Beispiel aus den Fachbieten der Allgemeinmedizin, Inneren Medizin, Chirurgie bis hin zur Gynäkologie und der Zahnmedizin unter einem Dach zusammenarbeiten. Auch Apotheken und Physiotherapeuten können mit einem MVZ kooperieren. So werden Synergieeffekte genutzt und kurze Wege für die Patientinnen und Patienten möglich (vgl. Presse- und Informationsamt der Bundesregierung 2020).

In einem MVZ können Behandlungsprogramme im Sinne der Patienten entsprechend koordiniert werden. Dies geschieht durch eine enge Zusammenarbeit aller an der Behandlung Beteiligten und durch eine gemeinsame Verständigung über Krankheitsverlauf, Behandlungsziele und Therapie. Das hat den Vorteil, dass sich Ärzte aus unterschiedlichen Fachrichtungen bei der Begutachtung von Patienten auch praktisch austauschen können. Dies führt im Ergebnis zu einer effizienteren und qualitativ besseren Therapie und Medikation, gerade im Hinblick auf komplexere Krankheitsbilder (vgl. Presse- und Informationsamt der Bundesregierung 2020).

Krankenhausnahe MVZ können zwischen dem ambulanten und stationären System interdisziplinär zusammenarbeiten und so sektorenübergreifende Strukturvorteile nutzen (vgl. BMVZ e.V. 2020a). So ist es möglich, die ambulante und stationäre Versorgung mit der Gesundheitsförderung, Prävention, Rehabilitation, Pflege und der Arzneimittelversorgung miteinander zu verknüpfen. Dies trägt dazu bei, die gesundheitliche Versorgung der Patienten zu verbessern und gleichzeitig dem stetigen Kostendruck im Gesundheitswesen durch eine möglichst kosteneffektive Versorgung zu begegnen (vgl. Ministerium für Soziales und Integration Baden-Württemberg 2017).

5.3.2 Einsparungen bei den Behandlungskosten

Ein weiterer Vorteil ist, dass enorme Behandlungskosten gespart werden können. So werden im Rahmen der Behandlung im MVZ kostspielige und für den Patienten belastende Doppeluntersuchungen vermieden. Verschriebene Arzneimittel können besser aufeinander abgestimmt werden. Zum Beispiel werden Laborwerte in der Regel nur einmal erhoben oder Röntgenaufnahmen nur einmal gemacht. Patienten haben zudem den Vorteil kurzer Wege und Wartezeiten und oftmals auch längerer Öffnungszeiten (vgl. Presse- und Informationsamt der Bundesregierung 2020).

5.3.3 Kostenreduzierung und Entlastung der Ärzte

Auf Grund der gemeinsamen Nutzung von Verwaltung, Medizintechnik und technischer Einrichtungen sowie durch gezielte Koordinierung der Patientenbehandlungen werden nicht nur Kosten reduziert, sondern Ärzte werden von nichtärztlichen Aufgaben entlastet. In der Regel werden in MVZ die Organisations- und Verwaltungsaufgaben von entsprechenden Fachleuten übernommen (vgl. BMVZ e.V. 2020b). So bleibt mehr Zeit für die eigentliche medizinische Arbeit, auch mehr Zeit zur fachlichen Qualifikation. Durch das Modell des MVZ können vor allem junge Ärzte als niedergelassener Arzt tätig sein, ohne die ökonomischen Risiken einer Niederlassung auf sich nehmen zu müssen, da diese entweder von der Trägerschaft übernommen oder auf mehrere Ärzte verteilt wird (vgl. BMVZ e.V. 2020b). Auch Teilzeitbeschäftigung als familienfreundliche Alternative ist dadurch häufiger als bisher möglich (vgl. Presse- und Informationsamt der Bundesregierung 2020).

5.3.4 Stabilität eines MVZ

Eine wirtschaftliche Absicherung und Stabilität des MVZ ist dadurch gewährleistet, dass auch bei einem eventuellen Partnerwechsel in der GmbH die Zulassung für die ärztliche Tätigkeit in der Gesellschaft des MVZ verbleibt. So kann der Ein- und Ausstieg von Ärzten intern geregelt werden und muss nicht über eine Ausschreibung beim Zulassungsausschuss erfolgen (vgl. Frielingsdorf Consult GmbH 2020). Dies ist besonders für größere Einrichtungen betriebswirtschaftlich von Bedeutung, denn oft ist die Infrastruktur (Räumlichkeiten, Medizintechnik, Personal) auf die Anzahl der dort tätigen Ärzte ausgerichtet (vgl. Frielingsdorf Consult GmbH 2020).

5.3.5 Bedeutung der MVZ für die gesundheitliche Versorgung in der ländlichen Region

Sowohl der demografische Wandel und die damit verbundene zunehmende Alterung der Bevölkerung, als auch der zunehmende Ärztemangel auf dem Land, stellt für die Sicherstellung der ambulanten gesundheitlichen Versorgung in der ländlichen Region eine große Herausforderung dar. Diverse Gründe, deren genaue Betrachtung nicht Gegenstand der vorliegenden Hausarbeit sein soll, haben dazu geführt, dass in Deutschland aktuell 10.000 Ärzte fehlen. Bis zum Jahr 2030 wird die Hälfte aller Hausärzte in Rente gehen (vgl. Verband der privaten Krankenversicherung 2019). Es gibt immer mehr Arztpraxen auf dem Land, die im Rahmen der Praxisnachfolge keine jungen Ärzte finden, die ihre Arztpraxis übernehmen möchten. So sagt Frank Ulrich Montgomery, Präsident der Bundesärztekammer, dass in den nächsten fünf Jahren fast jeder vierte niedergelassene Arzt plant, seine Praxis aufzugeben. Dies zeigt, dass sich der Trend des Ärztemangels an Landärzten auch in den nächsten Jahren fortsetzen wird, wenn dem nicht entgegengesteuert wird (vgl. praktisch Arzt 2017).

Den Versorgungszentren auf dem Land kommt damit eine wachsende Bedeutung für die gesundheitliche Versorgung der Bevölkerung, fernab der Ballungsgebiete, zu (vgl. Maus 2012). Mit ihrer Struktur bieten MVZ eine hervorragende Möglichkeit, sich sowohl auf den Ärztemangel als auch auf die zunehmende Alterung der Bevölkerung einzustellen und somit die ambulante Versorgung im ländlichen Raum zu sichern. So bieten MVZ die

Möglichkeit, mit ihren angestellten Ärzten Verträge derart zu schließen, dass die Ärzte nicht ausschließlich im Ballungsgebiet arbeiten, sondern beispielsweise einige Tage in der Woche in der entfernteren Zweigstelle auf dem Land eingesetzt werden (vgl. Prof. Dr. Bernd Halbe 2019). Auch der BMVZ meint dazu, dass besonders die in kleinstädtischen Zentren angesiedelten MVZ wesentlich zur Sicherstellung der Versorgung im ländlichen Raum beitragen – insbesondere durch die wachsenden Filialstrukturen.

Mit Inkrafttreten des Terminservice- und Versorgungsgesetzes am 11.5.2019 wurde es möglich, dass auch anerkannte ärztliche Praxisnetze medizinische Versorgungszentren gründen dürfen. Die Idee dahinter ist, dass die regionale ambulante medizinische Versorgung durch regional verankerte Ärzte, die sich für ihre Region in ihrem Bereich verantwortlich fühlen, auf Basis einer gemeinsamen wirtschaftlichen Verantwortung des Arztnetzes erfolgen kann. Bisher hingen die Ärzteverbünde vor allem auf dem Land davon ab, dass aktive Mitglieder, die in den Ruhestand gehen, Nachfolger finden, die sich im Netz weiter engagieren. Mit Verabschiedung des TSVG können nun Praxisinhaber ihre Praxis zum Ende ihrer Tätigkeit, eventuell auch früher, gegen eine entsprechende Entschädigung in ein gemeinsames MVZ des Arztnetzes abgeben – und gegebenenfalls dort auch eine Zeit lang als Angestellter weiterarbeiten. Als Träger des MVZ ist eine Tochtergesellschaft des Arztnetzes denkbar, die sich auch wirtschaftlich betätigen kann. Das wirtschaftliche Risiko wird gemeinschaftlich getragen, z.B. im Rahmen einer GmbH. Besonders von Vorteil ist jedoch, dass die Trägergesellschaft Ärzte zum Betrieb der MVZ-Praxen einstellen kann. Dies fällt derzeit wesentlich leichter, als selbstständige Praxisnachfolger zu finden. Später haben angestellte MVZ-Ärzte trotzdem noch die Option, sich selbstständig zu machen (vgl. Hauke Gerlof 2019). Die Agentur deutscher Arztnetze schreibt dazu:

„Medizinische Versorgungszentren in der Trägerschaft von anerkannten Praxisnetzen bieten die Chance auf Sicherstellung der ambulanten ärztlichen Versorgung in der Hand regional verankerter Ärztinnen und Ärzte in freiberuflicher Tätigkeit, unabhängig von Kapitalinvestoren" (Agentur Deutscher Arztnetze e.V. 2019) .

Dr. Schang (Vorsitzender der Agentur deutscher Arztnetze) sieht in der Trägerschaft eines MVZ durch Arztnetze eine gute Möglichkeit, sowohl die Übernahme von Arztsitzen als auch die Gründung von Versorgungszentren durch Kapitalinteressenten einzudämmen. Da Ärzte in den ländlichen Regionen nur schwer einen Nachfolger finden, gingen die Arztsitze bisher häufig an eine Klinik oder an einen Investor. In einem eigenen MVZ könnten sich Arztnetze jetzt als eine Alternative anbieten und auf diese Weise Mitverantwortung in der Region übernehmen (vgl. Hauke Gerlof 2019).

5.4 MVZ in der Kritik

5.4.1 Mangelnde Transparenz von Trägerstrukturen

Anlässlich einer Anhörung des Gesundheitsausschusses zu Kapitalinteressen in der Gesundheitsversorgung warnte die Kassenzahnärztliche Bundesvereinigung (KZBV) vor den negativen Folgen einer zunehmenden Vergewerblichung des Gesundheitswesens in Deutschland. Ärzte und Zahnärzte forderten, dass Investoren künftig in öffentlich zugänglichen und verpflichtenden Registern darüber informieren, wem die MVZ tatsächlich gehören. Das herauszufinden sei im Moment nur durch aufwendige Recherchen möglich, die Inhaberstrukturen sind bewusst verschachtelt. Laut der KZBV sei diese Transparenz vor allem deswegen erforderlich, damit jederzeit unter dem Gesichtspunkt der Versorgungsbeobachtung, der Versorgungssicherstellung und der Versorgungssteuerung die Markt- und Versorgungsentwicklungen im Bereich der zahnärztlichen MVZ entsprechend erfasst und abgebildet werden können. Auch die Bundesärztekammer fordert vor dem Hintergrund der sich häufenden Übernahmen von Arztpraxen und anderen Gesundheitseinrichtungen eine Transparenz über Trägerstrukturen von MVZ. Sie spricht sich klar für ein öffentliches Register aus, in dem alle MVZ mit ihren Trägerstrukturen abgebildet sind, um damit mehr Klarheit für Patienten, Ärzte und politische Entscheidungsträger zu schaffen (vgl. zm online 2020).

5.4.2 Marktmacht

Ärzte in niedergelassenen Einzel- und Gemeinschaftspraxen sehen sich durch die wachsende Anzahl von MVZ zunehmend in ihrem Selbstverständnis und in ihrer Existenz bedroht. Die Bundesärztekammer sieht deshalb erheblichen Bedarf für weitere gesetzgeberische Maßnahmen auf Bundes- und Länderebene. So fordert sie eine Festlegung von Anstellungsgrenzen für MVZ im Bundesmantelvertrag von Ärzten und Krankenkassen. Vertragsärzte dürfen grundsätzlich nur drei vollzeitbeschäftigte Ärzte beschäftigen. Anders im MVZ – hier gibt es solche Beschränkungen nicht. Durch eine entsprechende vertragliche Regelung könnte besonders in Großstädten und Ballungsgebieten der Aufbau monopolartiger Groß-MVZ mit vielen angestellten Ärzten oder Zahnärzten verhindert werden. Sobald ein MVZ eine marktbeherrschende Stellung erlangt, sollen Anträge auf Zulassung sowie auf Anstellung eines Arztes abgelehnt werden, so die Forderung der Bundesärztekammer. Gewinnabführungs- und Beherrschungsverträge mit externen Kapitalgebern sollen unterbunden werden. Auch die Gründungsberechtigung für MVZ sollte eingeschränkt werden. So sollten Krankenhäuser künftig nur noch in der Planungsregion ein MVZ gründen dürfen, in der der Träger seinen Sitz habe. Der Anteil eines MVZ an der fachärztlichen Versorgung soll auf maximal 25 % im jeweiligen Fachgebiet beschränkt werden (vgl. Bundesärztekammer 2020).

5.4.3 Kapitalinteressen in zahnärztlichen MVZ

Da es im zahnärztlichen Bereich keinerlei Unterversorgung gibt, besteht auch kein Bedarf an kommunal betriebenen zahnärztlichen MVZ, so der Vorsitzende der KZBV, Dr. Wolfgang Eßer. Angestellte Zahnärzte sind in einem MVZ einem hohen wirtschaftlichen Druck ausgesetzt. Deshalb würde häufig wirtschaftlich rentablen Behandlungsmethoden der Vorzug eingeräumt. 2019 waren laut Angaben der KZBV bundesweit 169 von 738 zahnärztlichen Medizinischen Versorgungszentren anteilig oder ganz in der Hand von Investoren. Ein Jahr zuvor waren es noch 75 Investoren-MVZ gewesen. Der KZBV zufolge lagen im Zeitraum von Anfang 2017 bis Mitte 2018 die abgerechneten Punktmengen in investorengeführten MVZ deutlich höher als in zahnärztlichen Einzelpraxen. Auch das zahnärztliche Honorar für Zahnersatz je Fall belief sich in Einzelpraxen auf rund 290 Euro, in Investoren-MVZ bei rund 435 Euro (vgl. zm online 2020).

5.4.4 Private Equity

Das Gesundheitswesen ist für Finanzinvestoren zur wichtigsten Zielbranche geworden. Das geht aus einer Studie des Instituts Arbeit und Technik der Westfälischen Hochschule Gelsenkirchen - Bocholt - Recklinghausen hervor. Demnach hat es von 2013 bis 2018 rund 130 Übernahmen von Unternehmen durch Private Equity gegeben. Im ersten Halbjahr 2018 ist dabei eine stark steigende Tendenz zu verzeichnen. In der Studie wurde nur die Patientenversorgung in Krankenhäusern, Arztpraxen, MVZ und Pflegeheimen berücksichtigt. Von 2013 bis zum ersten Halbjahr 2018 übernahmen Fremdkapitalgeber insgesamt 125 Versorgungseinrichtungen, darunter 27 Kliniken, 31 MVZ und 48 Pflege-Unternehmen. Auffällig ist, dass seit 2013 rund zwei Drittel der Verkäufer private Eigentümer gewesen sind. Bei Arztpraxen und MVZ traf das fast durchgängig zu. Dies resultiert häufig aus Problemen in der Nachfolge, wenn der bisherige Eigentümer in den Ruhestand gehen will. Im deutschen Gesundheitswesen sind vor allem Fonds bei Übernahmen aktiv, wie z. B. Carlyle (USA), Nordic Capital (Schweden) und Waterland Private Equity (Niederlande) (vgl. zm online 2020). Drei Viertel der aktiven Investoren haben ihren rechtlichen Sitz in Offshore-Standorten wie Jersey oder den Cayman Islands. Die Gewinne aus Übernahmen im Gesundheitswesen werden also über eine Steueroase an die eigentlichen Investoren weitergereicht. Aktuell investieren mehr als 50 Privat Equity-Gesellschaften in Gesundheitseinrichtungen in Deutschland. Sie sammeln privates Kapital ein und legen es an. Dies geschieht bevorzugt in den Fachgebieten Labormedizin, Radiologie, Nuklearmedizin, Dialyse, Augenheilkunde, Zahnmedizin und Dermatologie. Mit Inkrafttreten des TSVG am 11.5.2019 wurde die Beteiligung an MVZ für Private Equity-Unternehmen und andere Investoren jedoch bereits stark reguliert bzw. eingeschränkt. Die zunehmende Regulierung macht es Investoren schwerer, sich an MVZ zu beteiligen. So soll eine gestaffelte Beschränkung der Gründungsbefugnis von Krankenhäusern für investorengeführte MVZ dazu beitragen, den bisher völlig ungebremsten Zustrom von Investoren zu begrenzen. Die Vorgaben richten sich nun nach dem Versorgungsgrad des jeweiligen Planungsbereichs. Die Gründungsberechtigung von

Krankenhäusern für investorengeführte MVZ wird damit stark eingeschränkt (vgl. zm online 2020).

6 Fazit

Die vorliegende Arbeit gibt einen Überblick über die Entwicklung des MVZ, beginnend mit Gründung der ersten Poliklinik bis hin zum heutigen Modell des MVZ in der integrierten Gesundheitsversorgung. Weiter wird ein Überblick über die Entwicklung der MVZ in den Jahren 2009 bis 2018 gegeben. Anschließend werden sowohl wichtige Vorteile des MVZ gegenüber niedergelassenen Einzelpraxen herausgearbeitet, als auch Kritikpunkte, die mit den aktuellen Rahmenbedingungen und Strukturen der MVZ in Zusammenhang stehen, dargelegt.

Im Ergebnis wird festgestellt, dass MVZ zukünftig vor allem auf dem Land eine wachsende Rolle für die gesundheitliche Versorgung der Bevölkerung einnehmen werden. Auf Grund ihrer besonderen Struktur bieten MVZ eine hervorragende Möglichkeit, sich sowohl auf den Ärztemangel als auch auf die zunehmende Alterung der Bevölkerung einzustellen und somit die ambulante Versorgung im ländlichen Raum zu sichern.

MVZ werden auch in Zukunft stetigen politischen Regularien und Anpassungen unterworfen sein, da der derzeitige Konsens zwischen Ärzten, Politik und Gesellschaft weiterhin neu verhandelt werden wird. Jedoch ist das MVZ als Erfolgsmodell inzwischen aus der integrierten Versorgung in Deutschland nicht mehr wegzudenken. Momentan können MVZ die bestehende gesundheitliche Versorgungslandschaft allerdings nur ergänzen, weil Patienten auch in naher Zukunft weiterhin die Wahl zwischen hausärztlicher Versorgung oder der Versorgung in einem MVZ haben sollen. Zudem sollen auch Ärzte weiterhin frei entscheiden können, ob sie angestellt oder selbständig niedergelassen arbeiten möchten (vgl. BMVZ e.V. 2020b).

Sollte sich die Anzahl der MVZ mit großer Geschwindigkeit so weiter entwickeln wie in den vergangenen Jahren, sollten neue MVZ aufgebaut werden, die sich möglicherweise sogar in Netzwerken zusammenschließen, so wird sich die Gesundheitsversorgungslandschaft in Deutschland auch weiterhin verändern. Dabei werden MVZ in der integrierten Versorgung auch zukünftig einen festen Platz einnehmen.

Literaturverzeichnis

Agentur Deutscher Arztnetze e.V. (2019): Ressort-Netz MVZ unterstützt Netze bei der Gründung von MVZ. Online verfügbar unter https://www.arztnetze.info/, zuletzt geprüft am 15.10.2020.

BMVZ e.V. (2020a): Perspektiven Gesundheit. Online verfügbar unter https://perspektiven-gesundheit.de/vergangenheit-mit-zukunft/morgen/, zuletzt geprüft am 24.09.2020.

BMVZ e.V. (2020b): Perspektiven Gesundheit. Vergangenheit mit Zukunft. Online verfügbar unter https://perspektiven-gesundheit.de/vergangenheit-mit-zukunft/gestern/, zuletzt geprüft am 06.10.2020.

Bundesärztekammer (2020): Medizinische Versorgungszentren. BÄK fordert mehr Klarheit über MVZ-Trägerstrukturen. Online verfügbar unter https://www.krankenkassen-direkt.de/news/mitteilung/BAeK-Medizinische-Versorgungszentren-BAeK-fordert-mehr-Klarheit-ueber-MVZ-Traegerstrukturen-2467352.html, zuletzt geprüft am 15.10.2020.

Bundesministerium für Gesundheit (2020): Medizinische Versorgungszentren. Alles unter einem Dach. Online verfügbar unter https://www.bundesgesundheitsministerium.de/themen/krankenversicherung/ambulante-versorgung/medizinische-versorgungszentren.html, zuletzt geprüft am 07.10.2020.

Diakoniewerk Martha-Maria Nürnberg (2019): Krankenhaus Martha-Maria Nürnberg - Medizinisches Versorgungszentrum. Online verfügbar unter https://www.youtube.com/watch?v=XuJVH_fRYy8.

Frielingsdorf Consult GmbH (2020): MVZ: Nutzen für Ärzte und Zahnärzte? Weitere Beteiligte: Oliver Frielingsdorf. Köln. Online verfügbar unter https://www.youtube.com/watch?v=foiDq4j30Uw.

Hauke Gerlof (2019): Arztnetze dürfen MVZ gründen. Hg. v. Der Neurologe und Psychiater. Online verfügbar unter Gerlof2019_Article_ArztnetzeDürfenMVZGründen.pdf, zuletzt geprüft am 15.10.2020.

Kassenärztliche Bundesvereinigung (2020): Gesundheitsdaten. Online verfügbar unter https://gesundheitsdaten.kbv.de/cms/html/17021.php, zuletzt geprüft am 11.10.2020.

Maus, Josef (2012): Medizinische Versorgungszentren: Höherer Stellenwert auf dem Land. Hg. v. Deutsches Ärzteblatt. Online verfügbar unter https://www.aerzteblatt.de/archiv/127653/Medizinische-Versorgungszentren-Hoeherer-Stellenwert-auf-dem-Land, zuletzt geprüft am 13.11.2020.

Ministerium für Soziales und Integration Baden-Württemberg (2017): Modellprojekt Sektorenübergreifende Versorgung. Hg. v. Ministerium für Soziales und Integration Baden-Württemberg. Online verfügbar unter https://www.gesundheitsdialog-bw.de/gesundheitsdialog/kreisebene/modellprojekt-sektorenuebergreifende-versorgung/, zuletzt aktualisiert am 2017, zuletzt geprüft am 30.10.2020.

Müller, Susanne; Köppl, Bernd (2010): Von der Poliklinik zum medizinischen Versorgungszentrum. Berlin: Bundesverband Medizinische Versorgungszentren - Gesundheitszentren - Integrierte Versorgung e.V (Schriftenreihe des BMVZ e.V, [Heft 1]).

Peter Smith (2012): Christoph Wilhelm Hufeland. Wegbereiter für die Prävention. Hg. v. Ärztezeitung. Online verfügbar unter https://www.aerztezeitung.de/Politik/Wegbereiter-fuer-die-Praevention-269853.html, zuletzt geprüft am 05.10.2020.

Polavis GmbH (2015): Das Krankenhaus-MVZ Teil 2. Online verfügbar unter https://www.polavis.de/blog/mvz-medizinisches-versorgungszentrum-in-10-jahren/, zuletzt geprüft am 24.09.2020.

Polavis GmbH (2018): Das Krankenhaus-MVZ Teil 1. Online verfügbar unter https://www.polavis.de/blog/ambulante-versorgung-wie-sieht-die-zukunft-aus/, zuletzt geprüft am 24.09.2018.

praktisch Arzt (2017): Ärztemangel in Deutschland? Arztstellen bleiben 136 Tage unbesetzt. Online verfügbar unter https://www.praktischarzt.de/magazin/aerztemangel-deutschland/, zuletzt geprüft am 13.11.2020.

Presse- und Informationsamt der Bundesregierung (2020): Medizinisches Versorgungszentrum - Nachfolger der Poliklinik. Hg. v. Die Bundesregierung. Online verfügbar unter https://www.bundesregierung.de/breg-de/themen/medizinisches-versorgungszentrum-nachfolger-der-poliklinik-432282, zuletzt geprüft am 24.09.2020.

Prof. Dr. Bernd Halbe (2019): Medizinische Versorgungszentren. medhochzwei (Regie). Online verfügbar unter https://www.youtube.com/watch?v=N-EW7sWMW9k, zuletzt geprüft am 15.10.2020.

Prof. Dr. Volker Eric Amelung (2018): Gabler Wirtschaftslexikon. Integrierte Versorgung. Hg. v. SpringerGabler. Online verfügbar unter https://wirtschaftslexikon.gabler.de/definition/integrierte-versorgung-51770, zuletzt geprüft am 24.09.2020.

Schräder, Wilhelm F.; Jacobs, Klaus (1997): Von der Poliklinik zum Gesundheitszentrum. Umstrukturierung der ambulanten Versorgung im Land Brandenburg. 2., korrigierte Aufl. Berlin: IGES-Eigenverl. (Schriftenreihe Strukturforschung im Gesundheitswesen, Bd. 24).

SMAD-Befehl (1947): Errichtung von Ambulanzen und Polikliniken zur Sicherstellung der ärztlichen Versorgung der deutschen Bevölkerung in der sowjetischen Besatzungszone Deutschlands. Befehl Nr. 272 / 47.

Statistisches Bundesamt (2020): Gesundheitsausgaben. Gesundheitsausgaben nach Einrichtungen. Online verfügbar unter https://www.destatis.de/DE/Themen/Gesellschaft-Umwelt/Gesundheit/Gesundheitsausgaben/Tabellen/einrichtungen.html.

Verband der privaten Krankenversicherung (2019): Ärztemangel auf dem Land - wieso, weshalb, warum? Online verfügbar unter https://www.pkv.de/presse/meldungen/interview-aerztemangel-auf-dem-land/, zuletzt geprüft am 13.11.2020.

wikipedia (2020): Integrierte Versorgung. Online verfügbar unter https://de.wikipedia.org/wiki/Integrierte_Versorgung, zuletzt geprüft am 11.10.2020.

zm online (2020): Zahnärzte und Ärzte unterstützen Transparenzregister für iMVZ. Hg. v. zm online. Online verfügbar unter https://www.zm-online.de/news/politik/zahnaerzte-und-aerzte-unterstuetzen-transparenzregister-fuer-imvz/, zuletzt geprüft am 15.10.2020.

BEI GRIN MACHT SICH IHR WISSEN BEZAHLT

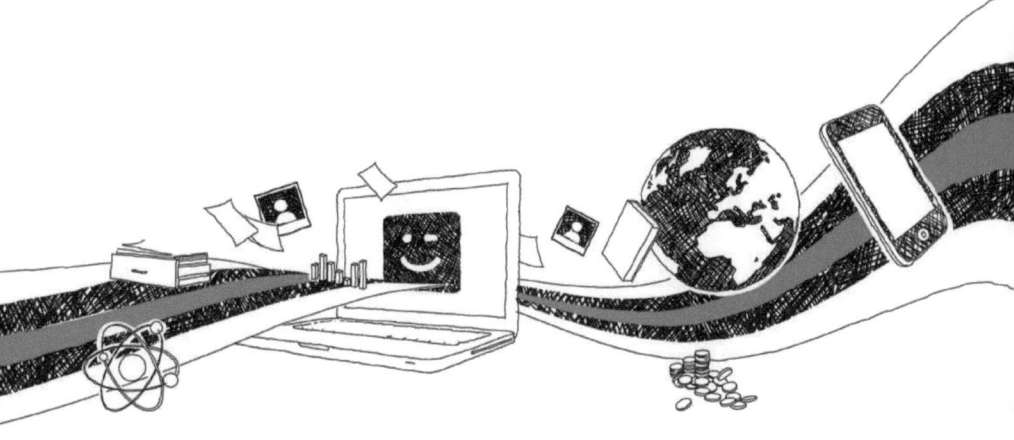

- Wir veröffentlichen Ihre Hausarbeit, Bachelor- und Masterarbeit

- Ihr eigenes eBook und Buch - weltweit in allen wichtigen Shops

- Verdienen Sie an jedem Verkauf

Jetzt bei www.GRIN.com hochladen und kostenlos publizieren

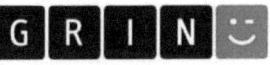